Mahalakshmi Gunasekaran

Tecnologia não invasiva para dispositivos de monitorização da glucose no sangue

Mahalakshmi Gunasekaran

Tecnologia não invasiva para dispositivos de monitorização da glucose no sangue

GlucoSense: O futuro da monitorização do açúcar no sangue

ScienciaScripts

Imprint
Any brand names and product names mentioned in this book are subject to trademark, brand or patent protection and are trademarks or registered trademarks of their respective holders. The use of brand names, product names, common names, trade names, product descriptions etc. even without a particular marking in this work is in no way to be construed to mean that such names may be regarded as unrestricted in respect of trademark and brand protection legislation and could thus be used by anyone.

Cover image: www.ingimage.com

This book is a translation from the original published under ISBN 978-620-7-64960-0.

Publisher:
Sciencia Scripts
is a trademark of
Dodo Books Indian Ocean Ltd. and OmniScriptum S.R.L publishing group

120 High Road, East Finchley, London, N2 9ED, United Kingdom
Str. Armeneasca 28/1, office 1, Chisinau MD-2012, Republic of Moldova, Europe
Printed at: see last page
ISBN: 978-620-7-87163-6

Conteúdo

LISTA DE SÍMBOLOS

μ Micro (10^{-6})

I_c	Collector current
I_b	Base Current
I_d	Drain Current
C	Capacitance
q	Charge
V	Voltage

LISTA DE ABREVIATURAS

LCD	Liquid Crystal Display
ADC	Analog to Digital Converter
IR	Infra Red
MCU	Microcontroller
CRT	Cathode Ray Tube
LED	Light Emitting Diode
TFT	Thin Film Transistor
RGB	Red Blue and Green
ML	Machine Learning
NN	Neural Network
PPG	Photoplethysmograph
SCL	Serial clock
SDA	Serial data

RESUMO

A diabetes é uma das doenças crónicas que abre caminho a muitas doenças indesejáveis. É nosso dever controlar sempre o nosso nível de glicose no sangue. Nos últimos tempos, são praticados muitos métodos invasivos para medir a glucose. Estes métodos invasivos não são agradáveis. Incluem a picada do dedo para obtenção de sangue e a utilização de tiras de cada vez, o que não é rentável. O objetivo deste projeto é desenvolver um glucómetro não invasivo com um design simples e um custo reduzido. Este glucómetro tem uma configuração com LED IR e fototransistor para medir o nível de glicose através da intensidade da luz. A saída é passada para o Arduino (AT mega 328) MCU. O valor da tensão é calibrado para fornecer o nível de glucose no sangue como saída. A intensidade a medir é de baixa tensão, que é depois amplificada. A tensão amplificada é alimentada por um circuito de filtragem e enviada para o microcontrolador. O nível de glucose é visualizado utilizando e

Ecrã LCD. A precisão é aumentada através da técnica de aprendizagem automática utilizando o MATLAB.

Palavras-chave: ***Sensor de infravermelhos, Fototransístor, AT mega 328 MCU, Microcontrolador, Aprendizagem automática, MATLAB, Ecrã LCD.***

1. Introdução

A diabetes é um problema de saúde prevalente e preocupante que afecta milhões de pessoas em todo o mundo. Coloca desafios significativos na gestão diária, particularmente na monitorização dos níveis de glucose no sangue. Os métodos tradicionais, como os testes por picada no dedo e os sistemas de monitorização contínua da glucose, têm sido a base, mas apresentam limitações como a dor, a inconveniência e o risco de infecções. Este facto tem alimentado a procura de dispositivos não invasivos de monitorização da glucose no sangue, oferecendo uma abordagem revolucionária à gestão da diabetes. A diabetes atingiu proporções epidémicas a nível mundial, com cerca de 422 milhões de pessoas afectadas em 2022. A doença não só afecta a saúde física, como também tem efeitos profundos na qualidade de vida e na longevidade. No centro da gestão da diabetes está a necessidade de uma monitorização regular dos níveis de glicose no sangue, o que ajuda a ajustar a medicação, a dieta e o estilo de vida para manter um controlo ótimo. Os métodos tradicionais, como o teste da picada no dedo, implicam picar a pele várias vezes por dia para obter amostras de sangue para medição da glucose. Embora eficaz, esta abordagem pode ser dolorosa, incómoda e pode levar à relutância em efetuar controlos frequentes. Os sistemas de monitorização contínua da glicose oferecem dados em tempo real, mas envolvem a inserção de sensores sob a pele, o que pode causar desconforto e irritações cutâneas. A monitorização não invasiva da glucose no sangue refere-se a métodos que não requerem a punção da pele para medir os níveis de glucose. Estes métodos utilizam várias tecnologias, como sensores ópticos, imagens térmicas e ondas electromagnéticas para recolher dados do corpo relacionados com a glicose. Uma das principais vantagens é a eliminação da dor e do desconforto associados aos métodos tradicionais, tornando a monitorização mais tolerável e encorajando uma melhor adesão. Várias empresas e instituições de investigação estão ativamente envolvidas no desenvolvimento de dispositivos de monitorização não invasivos. As inovações vão desde sensores portáteis a dispositivos de mão, cada um deles empregando abordagens únicas para captar dados sobre a glucose. Por exemplo, alguns dispositivos utilizam técnicas baseadas na luz para analisar os níveis de glicose no líquido intersticial ou na saliva, enquanto outros utilizam calor ou sinais electromagnéticos para a medição. A precisão dos dispositivos de monitorização não invasiva é um fator crítico para a sua aceitação e adoção. Os estudos e ensaios clínicos desempenham um papel crucial na validação da precisão e fiabilidade destes dispositivos em comparação com os métodos tradicionais. As entidades reguladoras, como a FDA nos Estados Unidos, estabeleceram directrizes e normas para avaliar o desempenho dos dispositivos não invasivos de monitorização da glucose antes de poderem ser comercializados ao público. Os dispositivos de controlo não invasivo estão cada vez mais integrados em plataformas digitais de saúde e serviços de telemedicina. Estes dispositivos podem transmitir dados em tempo real aos prestadores de cuidados de saúde, permitindo a monitorização remota e intervenções atempadas. As ferramentas de gestão de dados, as aplicações móveis e os materiais educativos para os doentes aumentam ainda mais a utilidade da monitorização não invasiva na melhoria dos resultados dos cuidados com a diabetes. O futuro da monitorização não invasiva da glucose no sangue é imensamente promissor, com os avanços contínuos da tecnologia e da investigação. No entanto, desafios como a viabilidade económica, a acessibilidade e a normalização continuam por resolver. Os esforços de colaboração entre inovadores, prestadores de cuidados de saúde, agências reguladoras e doentes são cruciais para ultrapassar estes desafios e concretizar todo o potencial da monitorização não invasiva na gestão da diabetes.

A diabetes é uma palavra habitualmente ouvida por toda a gente no século XXI. A diabetes é a principal doença que pode dar origem a outras doenças[1]. Os alimentos que ingerimos são decompostos em moléculas de açúcar simples chamadas glucose. Estas moléculas de glucose só são absorvidas pela célula quando a insulina é produzida. Se a produção de insulina for menor ou inexistente, as moléculas de glicose não serão absorvidas pelas células, o que resulta em diabetes. Como resultado, as nossas células ficam com a tão necessária falta de energia. Isto pode levar a muitas complicações potenciais, incluindo cegueira, doença renal, danos nos nervos, amputação, acidente vascular cerebral, ataque cardíaco e danos nos vasos sanguíneos, etc. Por conseguinte, é necessário um controlo regular do nível de glicose no sangue para evitar complicações adicionais.

O método invasivo convencional de medição do nível de glucose no sangue implica picar o dedo de cada vez. Este processo é injusto e doloroso. O custo das tiras é um fator de preocupação [2][3][4]. Além disso, este processo pode provocar infecções. Para ultrapassar este problema, criámos um método não invasivo para medir o nível de glicose no sangue [5][6].

O método proposto envolve a medição do nível de glucose no sangue através da passagem de um raio infravermelho através da pele. Isto resulta numa variação da intensidade da luz de saída. Esta diferença entre a intensidade da luz de entrada e de saída resulta na produção de uma corrente de base no fototransístor mantido por baixo do dedo e estes dados do fototransístor são processados através do Arduino e o nível de glucose é detectado [7][8][9][10][11]. O nível de glicose deduzido é apresentado num ecrã LCD. Aumentar a precisão deste glucómetro não invasivo é um desafio. A precisão pode ser aumentada aumentando a sensibilidade do fototransistor em função das necessidades do projeto e da calibração necessária no cálculo. Este dispositivo deve ser concebido como um simples glucómetro portátil com funções de funcionamento a pilhas.

2. Revisão da literatura

O modelo proposto deve ser concebido de forma semelhante à conceção simples do oxímetro de pulso.

E. Monte-Moreno et. al [12], no seu trabalho intitulado "Non-invasive estimate of blood glucose and blood pressure from a photoplethysmograph by means of machine learning techniques", implementou a Inteligência Artificial no domínio da Medicina.

T. Lin, Y. Mayzel e K. Bahartan et. al [13], na sua investigação intitulada "The accuracy of a noninvasive glucose monitoring device does not depend on clinical characteristics of people with type 2 diabetes mellitus" (A precisão de um dispositivo não invasivo de monitorização da glicose não depende das características clínicas das pessoas com diabetes mellitus de tipo 2), concluíram que a precisão do glucómetro não invasivo não depende das características clínicas do indivíduo.

V. Turgul e I. Kale et. al[14] no seu trabalho intitulado "Permittivity extraction of glucose solutions through artificial neural networks and noninvasive microwave glucose sensing" (Extração da permissividade de soluções de glucose através de redes neuronais artificiais e deteção não invasiva da glucose por micro-ondas) utilizaram a monitorização da glucose por micro-ondas em soluções de glucose e a aproximação é feita utilizando redes neuronais artificiais.

Neste caso, as regras da rede neural podem ser complicadas e demoradas.

Na revista "Non-invasive detection of fasting blood glucose level via electrochemical measurement of saliva", proposta por Malik et.al [15], descreveu-se a medição do nível de glicose através da saliva, que tem a grande desvantagem da variação do nível de glicose com cada atividade humana.

Reddy et.al[16], no seu trabalho intitulado "Machine learning approach for non-invasive detection of blood glucose concentration using microwave", utilizou as micro-ondas para a medição não invasiva do nível de glicose no sangue. Neste caso, as micro-ondas podem não ter um comprimento de onda eficaz para serem absorvidas pelas moléculas de glucose no sangue.

O artigo intitulado "Comparative Study of Different Measurement Sites using NIR Based Non-invasive Glucose Measurement system" proposto por JyotiYadav et. al[17] analisa os diferentes locais para medir o nível de glucose no sangue.

Asha Rani et. al[18] no seu trabalho intitulado "Near-Infrared LED based Noninvasive Blood Glucose Sensor" propôs um sistema de monitorização da glucose no sangue baseado no NIR.

S. K. Vashist et. al[19] na revista intitulada "Non-invasive Glucose Monitoring Technology in Diabetes Management: A Review", desenvolveram um método não invasivo de tecnologia de monitorização da glucose no sangue.

V. Ashok et. al [20], no seu trabalho intitulado "A Novel Method for Blood Glucose Measurement by Noninvasive Technique Using Laser" (Um novo método de medição da glucose no sangue por uma técnica não invasiva utilizando laser), modelou um sistema de monitorização não invasiva da glucose no sangue com base em laser.

O projeto proposto apresenta um sistema de medição baseado em raios infravermelhos que são efetivamente absorvidos pelas moléculas de glicose num determinado comprimento de onda de 940 nm. Estes raios de luz, quando atravessam a corrente sanguínea, são absorvidos e reflectem uma luz de saída de baixa intensidade. Quanto menor for a intensidade da luz, maior é o nível de glucose.

2.1 Realização do sistema

Existem vários métodos para determinar o nível de glucose no sangue. Os métodos invasivos e não invasivos são apresentados na Fig. 2.1. Não se pode provar que nenhum método seja totalmente eficaz. Ainda estão a decorrer investigações neste domínio. Destes dois métodos, o método não invasivo é considerado de fácil utilização. Este método não invasivo não exige consumíveis e não penetra no corpo humano para a medição do açúcar no sangue.

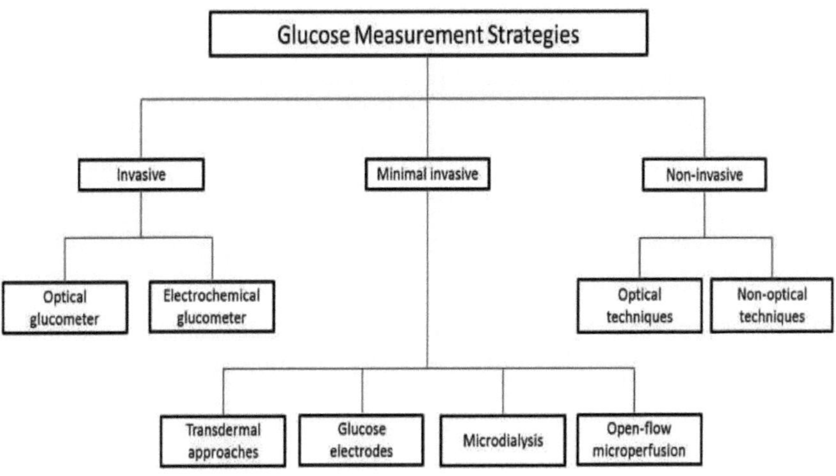

Fig. 2.1. Métodos de medição da glucose

De todos estes métodos, os métodos não invasivos são os mais aceitáveis e fáceis de utilizar. O método aqui abordado é uma das técnicas ópticas que utiliza a espetroscopia ótica para iluminar e identificar a luz adsorvida. Assim, é possível determinar a variação da intensidade da luz de saída através do detetor.

O modelo proposto tem um circuito sensor, um circuito de amplificação e um circuito controlador para a medição da glucose. A parte do sensor inclui um LED IR e um fototransístor. O circuito de amplificação contém um CI e o circuito de controlo tem o Arduino Uno para processar os dados do circuito sensorial. A tensão de saída do fototransístor é amplificada e enviada para o microcontrolador, onde os dados são posteriormente processados para fornecer o nível de glucose no sangue em mg/dl. O método aqui abordado é uma técnica ótica que utiliza a espetroscopia ótica para iluminar e identificar a luz absorvida, medindo a variação da intensidade da luz de saída através de um detetor. O modelo proposto inclui um circuito de deteção, um circuito de amplificação e um circuito de controlo para a medição da glucose. O circuito sensorial inclui um LED IR e um fototransístor. O circuito de amplificação incorpora um CI, enquanto o circuito controlador integra um Arduino Uno para processamento de dados do circuito sensorial.

Nesta configuração, a saída de tensão do fototransístor é amplificada e depois transmitida ao microcontrolador. Aqui, os dados são processados para fornecer o nível de glucose no sangue em miligramas por decilitro (mg/dL). Esta abordagem não invasiva é promissora para uma monitorização fácil e eficiente da glucose no sangue, contribuindo para melhorar os cuidados com a diabetes e o conforto do doente.

3. Sistema proposto

O modelo proposto está representado no diagrama de blocos apresentado na Fig. 3.1. A arquitetura principal é constituída por um LED IR, um fototransistor e um Arduino. O circuito foi concebido de modo a que estejam ligados em paralelo e haja um espaço para a inserção do dedo. Quando o dedo é inserido no meio, os raios IR passam através do dedo. As moléculas de glucose na corrente sanguínea fazem com que os raios se dispersem. Assim, a intensidade da luz de saída altera-se. Esta alteração da intensidade da luz de entrada para a intensidade da luz de saída é considerada como tensão de saída no fototransístor. A tensão é introduzida como entrada no circuito de filtragem.

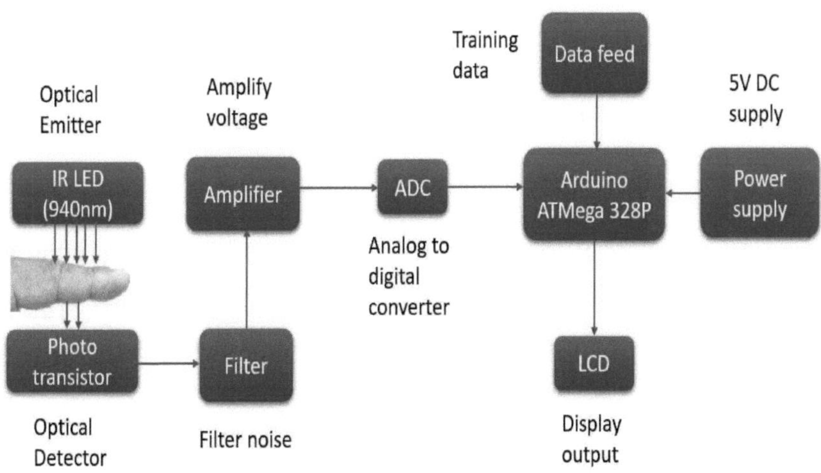

Fig.3.1 Diagrama de blocos

No circuito de filtragem, o ruído indesejado e os sinais externos são filtrados e o sinal a analisar é introduzido como entrada no amplificador. A saída do amplificador é enviada para o conversor analógico-digital. Este conversor converte o sinal analógico de entrada em sinal digital de saída e este sinal digital é enviado para o microcontrolador. Em seguida, o sinal é processado pelo Arduino UNO e, utilizando a equação abaixo, o nível de glucose é calculado e apresentado como saída no LCD. A fórmula seguinte na eq(1) é utilizada para determinar a intensidade da luz adsorvida. De acordo com Beer

Lei Lambert,

$$A=\log_{10} \frac{I_o}{I} \quad eq(1)$$

Onde,

A-Luz absorvida Intensidade

Io- Intensidade da luz que entra na amostra

I-Intensidade da luz que sai da amostra

O fluxograma do sistema proposto é apresentado na Fig. 3.2,

A equação da Lei de Beer-Lambert (Eq. 1) serve de base para quantificar a intensidade da luz absorvida, que é crucial para determinar a concentração de glucose na amostra de sangue. Esta lei baseia-se no princípio de que a quantidade de luz absorvida por uma substância é diretamente proporcional à sua concentração e ao comprimento do percurso da luz através da substância. No contexto do dispositivo não invasivo de controlo da glicose no sangue, a intensidade da luz que entra no dedo (Io) é comparada com a intensidade da luz que sai do dedo (I) após interação com as moléculas de glicose. Esta comparação permite calcular com precisão a intensidade da luz absorvida, que é indicativa do nível de glicose no sangue.

O fluxograma representado na Fig. 3.2 descreve o processo passo a passo do sistema proposto, desde a transmissão dos raios IR através do dedo até à visualização final do nível de glicose calculado no ecrã LCD. Cada fase do processo, incluindo a filtragem, a amplificação, a conversão analógico-digital, o processamento de dados pelo Arduino UNO e o cálculo do nível de glucose, está claramente definida e logicamente ligada. Esta abordagem sistemática garante precisão, fiabilidade e capacidades de monitorização em tempo real, tornando o dispositivo não invasivo de monitorização da glicemia uma ferramenta valiosa para a gestão da diabetes. As futuras melhorias podem centrar-se na otimização dos algoritmos de processamento de sinais, na integração de sensores adicionais para monitorização multiparâmetros e na exploração de capacidades de comunicação sem fios para transmissão e análise de dados.

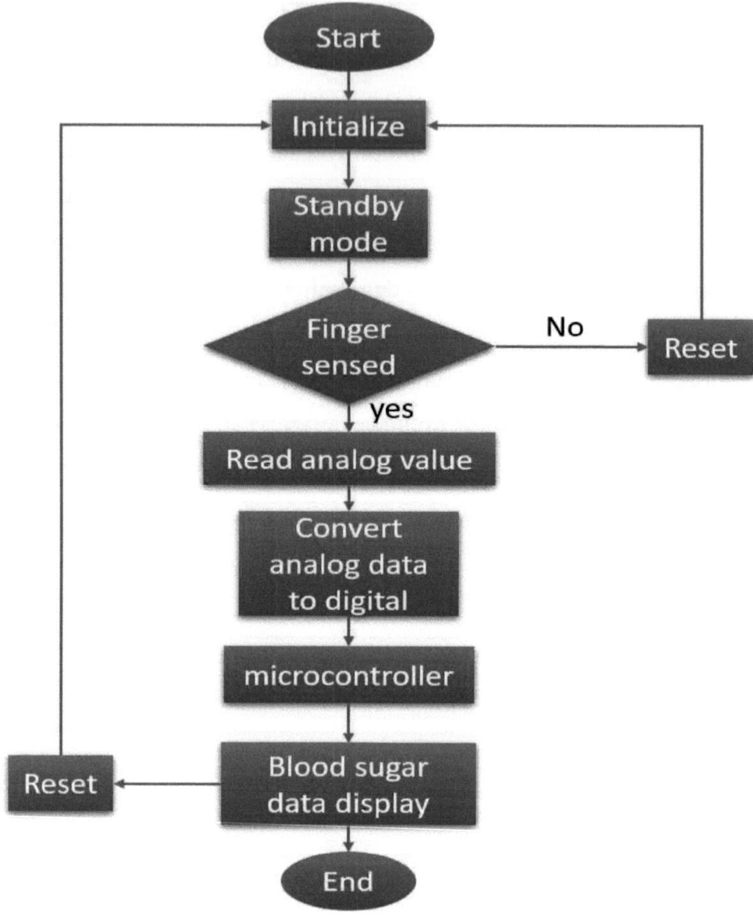

Fig 3.2 Fluxograma

4. Componentes de hardware utilizados

Os principais componentes do modelo proposto são,

- Arduino UNO
- LED IR
- Fototransistor
- Resistências
- Potenciómetro
- PCF8574T
- Transístor
- Ecrã LCD

As especificações dos componentes de hardware são apresentadas no quadro 4,

Tabela.4. Detalhes dos componentes

Componentes	Descrição	Quantidade
Arduino UNO	ATmega328 P	1
LED IR	-	1
Fototransistor	-	1
Resistências	330 ohm	1
Potenciómetro	Volta única-10k ohm	1
IC	PCF8574	1
Transístor	BC547	1
Ecrã LCD	12C com 16x2	1

4.1 Arduino UNO

O Arduino UNO é uma pedra angular no mundo da eletrónica, conhecido pela sua versatilidade e design de fácil utilização. Equipado com o microcontrolador ATmega328P, possui uma gama de características que inclui pinos de E/S digitais e analógicos, conetividade USB para uma programação sem problemas e compatibilidade com o IDE Arduino. Esta plataforma de código aberto tem sido amplamente utilizada em diversas aplicações, desde a criação de protótipos de dispositivos inovadores e a automatização de sistemas domésticos até à utilização como ferramenta educativa em domínios STEM. A sua acessibilidade e o forte apoio da comunidade fazem dela uma das favoritas entre amadores, estudantes e profissionais, oferecendo infinitas possibilidades de criatividade e inovação. Quer se trate de robótica, projectos IoT ou instalações artísticas interactivas, o Arduino UNO serve de porta de entrada para dar asas à imaginação e transformar ideias em realidade. A figura abaixo Fig 4.1 representa o Arduino Uno. Trata-se de uma placa de microcontrolador baseada no ATmega328P. Tem 14 pinos de entrada/saída digitais (dos quais 6 podem ser utilizados como saídas PWM), 6 entradas analógicas, um cristal de quartzo de 16 MHz, uma ligação USB, uma tomada de alimentação, um conetor ICSP e um botão de reset. Contém tudo o que é necessário para suportar o microcontrolador; basta ligá-lo a um computador com um cabo USB ou alimentá-lo com um adaptador AC-to-DC ou uma bateria para começar. Pode mexer no seu UNO sem se preocupar muito com a possibilidade de fazer algo de errado; na pior das hipóteses, pode substituir o chip por alguns dólares e começar de novo.

"Uno" significa um em italiano e foi escolhido para marcar o lançamento do Arduino Software (IDE) 1.0. A placa Uno e a versão 1.0 do Arduino Software (IDE) eram as versões de referência do Arduino, que agora evoluíram para versões mais recentes. A placa Uno é a primeira de uma série de placas USB Arduino e o modelo de referência para a plataforma Arduino; para obter uma lista extensa de placas actuais, passadas ou desactualizadas, consulte o índice de placas Arduino.

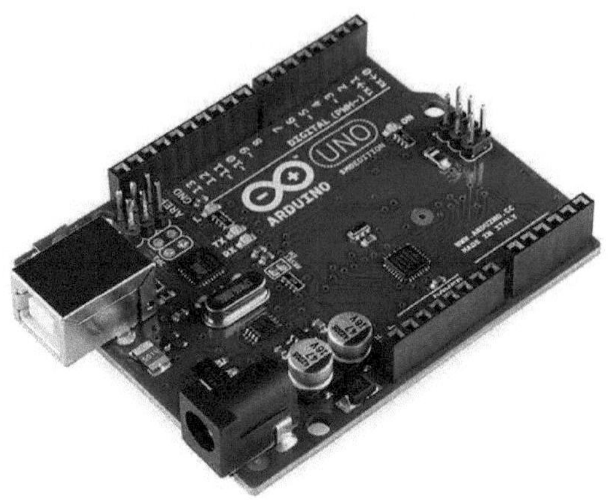

Fig 4.1 Arduino UNO

A alimentação externa (não-USB) pode vir de um adaptador AC-to-DC (wallwart) ou de uma bateria. O adaptador pode ser ligado ligando uma ficha positiva central de 2,1 mm à tomada de alimentação da placa. Os fios de uma bateria podem ser inseridos nas cabeças dos pinos GND e Vin do conetor POWER.

A placa pode funcionar com uma alimentação externa de 6 a 20 volts. No entanto, se for alimentada com menos de 7V, o pino de 5V pode fornecer menos de cinco volts e a placa pode tornar-se instável. Se utilizar mais de 12V, o regulador de tensão pode sobreaquecer e danificar a placa. O intervalo recomendado é de 7 a 12 volts.

Os pinos de alimentação são os seguintes:

- Vin. A tensão de entrada para a placa Arduino quando esta está a utilizar uma fonte de alimentação externa (em oposição aos 5 volts da ligação USB ou de outra fonte de alimentação regulada). Pode fornecer tensão através deste pino ou, se fornecer tensão através da tomada de alimentação, aceder-lhe através deste pino.

- 5V.Este pino produz uma saída regulada de 5V a partir do regulador na placa. A placa pode ser alimentada pela tomada de alimentação DC (7 - 12V), pelo conetor USB (5V) ou pelo pino VIN da placa (7-12V). O fornecimento de tensão através dos pinos de 5V ou 3.3V contorna o regulador e pode danificar a sua placa. Não o aconselhamos.

- 3V3. Uma alimentação de 3,3 volts gerada pelo regulador integrado. O consumo máximo de corrente é de 50 mA.

- GND. Pinos de terra.

- IOREF. Este pino na placa Arduino fornece a referência de tensão com a qual o microcontrolador funciona. Um shield devidamente configurado pode ler a tensão do pino IOREF e selecionar a fonte de alimentação adequada ou ativar tradutores de tensão nas saídas para trabalhar com 5V ou 3,3V.

4.2 LED IR

Um díodo emissor de luz infravermelha (LED IR) é um dispositivo semicondutor especializado que emite luz infravermelha quando é atravessado por corrente eléctrica. Ao contrário dos LEDs de luz visível, que emitem luz no espetro visível, os LEDs IR emitem luz na gama de infravermelhos, normalmente com comprimentos de onda entre 700 nanómetros e 1 milímetro. Isto torna-os invisíveis ao olho humano, mas detectáveis por sensores de infravermelhos e câmaras. Os LED IR são amplamente utilizados em várias aplicações, como controlos remotos, sensores de proximidade, dispositivos de visão nocturna e sistemas de transmissão de dados como o IrDA (Infrared Data Association). Funcionam com base no princípio da eletroluminescência, em que o movimento dos electrões no material semicondutor gera fotões na gama dos infravermelhos. A capacidade dos LED IR para emitir luz sem gerar calor e o seu baixo consumo de energia tornam-nos componentes valiosos nos modernos sistemas electrónicos e de comunicações, permitindo funcionalidades eficientes e fiáveis baseadas no infravermelho. Um LED IR (díodo emissor de luz infravermelha) na Fig. 4.2 é um dispositivo de iluminação de estado sólido (SSL) que emite luz na gama infravermelha do espetro de radiação electromagnética.

Os LED IR permitem a produção barata e eficiente de luz infravermelha, que é a radiação electromagnética na gama de 700 nm a 1 mm. Os LED IR são úteis numa série de tipos de eletrónica, incluindo muitos tipos de controlos remotos para televisores e outros aparelhos electrónicos. Utilizados com câmaras de infravermelhos, os LED IR podem atuar como um ponto de luz, permanecendo invisíveis a olho nu.

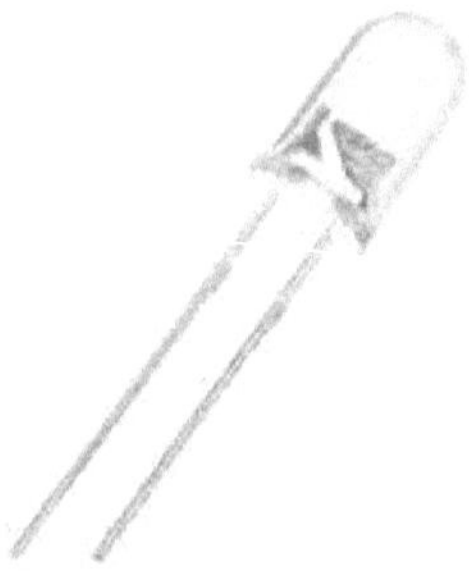

Fig 4.2 LED IR

Os detectores de infravermelhos são pequenos microchips com uma fotocélula que estão sintonizados para ouvir a luz infravermelha. São quase sempre utilizados para a deteção de controlos remotos - todos os televisores e leitores de DVD têm um destes na parte da frente para ouvir o sinal de infravermelhos do comando. Dentro do controlo remoto existe um LED IR correspondente, que emite impulsos IR para dizer ao televisor para ligar, desligar ou mudar de canal. A luz IV não é visível ao olho humano, o que significa que é necessário um pouco mais de trabalho para testar uma configuração.

4.3 Fototransistor

Um fototransístor é um tipo de dispositivo semicondutor que funciona como um transístor sensível à luz, convertendo a energia luminosa em sinais eléctricos. É constituído por um material semicondutor que pode absorver fotões e gerar um fluxo de electrões que, por sua vez, modula a condutividade do transístor. Os fototransístores são normalmente utilizados em várias aplicações que requerem deteção e controlo da luz, tais como sensores de luz ambiente, interruptores ópticos e detectores de proximidade. Oferecem vantagens como a elevada sensibilidade à luz, tempos de resposta rápidos e baixo consumo de energia, o que os torna ideais para utilização em circuitos electrónicos em que é necessária uma sinalização ou deteção baseada na luz. Numa configuração típica de um fototransístor, os fotões de luz incidente atingem o material semicondutor, provocando a formação de pares eletrão-buraco e alterando o fluxo de corrente do transístor. Esta alteração da corrente pode então ser amplificada e processada para desempenhar funções específicas num circuito. Em geral, os fototransístores desempenham um papel crucial na deteção e automatização baseadas na luz numa vasta gama de dispositivos e sistemas electrónicos. Um fototransístor apresentado na Fig. 4.3 é um transístor bipolar ou unipolar em que a luz pode atingir a base, criando portadores gerados opticamente. Isto modula a junção base-coletor, resultando numa corrente amplificada através da ação do transístor, o que pode levar a uma fotossensibilidade muito maior. Normalmente, os transístores de efeito de campo (FET) de NW têm sido fabricados dispersando NW num substrato dielétrico-semicondutor ou modelando NW através de métodos litográficos convencionais.

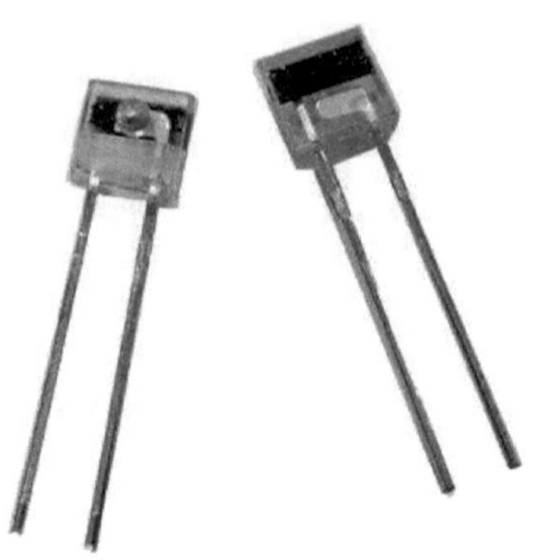

Fig 4.3 Fototransistor

Atualmente, a maioria dos fototransístores NW baseia-se no transporte de portadores minoritários e sofre de recombinação antes da recolha dos portadores pelos contactos. Em comparação, foi demonstrado que um fototransistor NW do tipo núcleo/casca com uma camada de fotogestão de auto-montagem contendo defeitos de rede distribuídos aleatoriamente como centros de captura para capturar electrões fotoexcitados, para o transporte de portadores maioritários (Guo et al., 2014). Após a iluminação, os electrões são excitados e aprisionados na camada fotogénica; os buracos são recombinados com electrões livres no núcleo, conduzindo a uma baixa corrente luminosa. No escuro, a maioria dos electrões aprisionados são libertados e formam uma corrente escura elevada. Este dispositivo demonstra um elevado ganho fotocondutor ~ 10^5 e um tempo de resposta rápido de 12 ms.

4.4 Resistências

Uma resistência mostrada na Fig. 4.4 é um componente elétrico passivo de dois terminais que implementa a resistência eléctrica como um elemento de circuito. Nos circuitos electrónicos, as resistências são utilizadas para reduzir o fluxo de corrente, ajustar os níveis de sinal, dividir tensões, polarizar elementos activos e terminar linhas de transmissão, entre outras utilizações. As resistências de alta potência que podem dissipar muitos watts de energia eléctrica sob a forma de calor podem ser utilizadas como parte de controlos de motores, em sistemas de distribuição de energia ou como cargas de teste para geradores. As resistências fixas têm resistências que apenas se alteram ligeiramente com a temperatura, o tempo ou a tensão de funcionamento. As resistências variáveis podem ser utilizadas para ajustar elementos de circuito (como um controlo de volume ou um regulador de intensidade de lâmpada) ou como dispositivos de deteção de calor, luz, humidade, força ou atividade química.

As resistências são elementos comuns das redes eléctricas e dos circuitos electrónicos e estão omnipresentes nos equipamentos electrónicos. As resistências práticas, enquanto componentes discretos, podem ser constituídas por vários compostos e formas. As resistências são também implementadas em circuitos integrados.

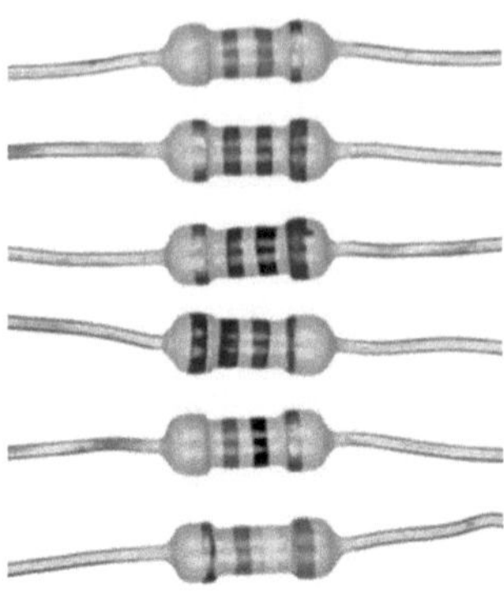

Fig 4.4 Resistências

A função eléctrica de uma resistência é especificada pela sua resistência: as resistências comerciais comuns são fabricadas numa gama de mais de nove ordens de grandeza. O valor nominal da resistência está dentro da tolerância de fabrico, indicada no componente.

Os resistores práticos têm uma indutância em série e uma pequena capacitância paralela; estas especificações podem ser importantes em aplicações de alta frequência. Num amplificador ou pré-amplificador de baixo ruído, as características de ruído de uma resistência podem ser um problema. Nalgumas aplicações de precisão, o coeficiente de temperatura da resistência também pode ser uma preocupação.

4.5 Potenciómetro

Um potenciómetro, ilustrado na Fig. 4.5, é um tipo de sensor de posição. São utilizados para medir o deslocamento em qualquer direção. Os potenciómetros lineares medem o deslocamento linearmente e os potenciómetros rotativos medem o deslocamento rotacional.

A construção mecânica dos potenciómetros rotativos e lineares é muito semelhante, sendo cada tipo constituído por um limpador de contacto e um elemento condutor ou pista. Nos potenciómetros lineares, a pista é reta e nos potenciómetros rotativos a pista é circular. O limpador move-se ao longo da pista para medir o deslocamento através da divisão proporcional da tensão de entrada.

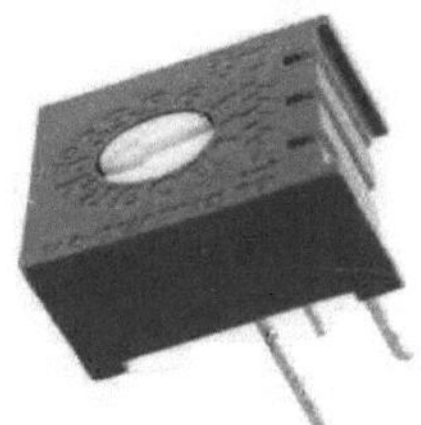

Fig 4.5. Potenciómetro

4.6 IC PCF8574

O PCF8574T é um IC (Circuito Integrado) SMD (Surface Mount Device) que oferece uma funcionalidade versátil para expansão de entrada/saída (E/S) em sistemas baseados em microcontroladores. As suas principais características incluem um expansor de E/S remota de 8 bits concebido para estabelecer uma interface com vários dispositivos periféricos utilizando um protocolo de comunicação em série I2C (Circuito Interintegrado) simples. O PCF8574T permite a integração perfeita de portas de E/S digitais adicionais a um microcontrolador, alargando efetivamente as capacidades do sistema anfitrião. Este CI é normalmente utilizado em aplicações em que o número de pinos de E/S disponíveis no microcontrolador é limitado, como em sistemas integrados, robótica e projectos de automação. O pequeno formato e o baixo consumo de energia do PCF8574T tornam-no adequado para projectos compactos e eficientes em termos energéticos, enquanto a sua facilidade de utilização e compatibilidade com plataformas de microcontroladores populares o tornam uma escolha preferida para os programadores que procuram expandir as capacidades de E/S do seu sistema sem cablagem complexa ou sobrecarga de programação. O circuito integrado PCF8574 mostrado na Fig. 4.6 é um expansor de E/S remota de 8 bits para barramento I^2C com interrupção. Fornece expansão de E/S remota de uso geral através do barramento I^2C bidirecional de dois fios (relógio de série (SCL), dados de série (SDA)). Os dispositivos consistem em oito portas quase bidireccionais, interface I^2C-bus de 100 kHz, três entradas de endereço de hardware e saída de interrupção a funcionar entre 2,5 e 6 Volts.

A porta quase bidirecional do CI PCF8574 pode ser atribuída independentemente como uma entrada para monitorizar o estado de interrupção ou teclados ou como uma saída para ativar dispositivos indicadores como LEDs. O mestre do sistema pode ler a partir da porta de entrada ou escrever na porta de saída através de um único registo. O baixo consumo de corrente de 2,5 μA (típico, estático) é ótimo para aplicações móveis e as portas de saída bloqueadas accionam diretamente os LED. É idêntico, exceto pela parte fixa diferente do endereço do escravo.

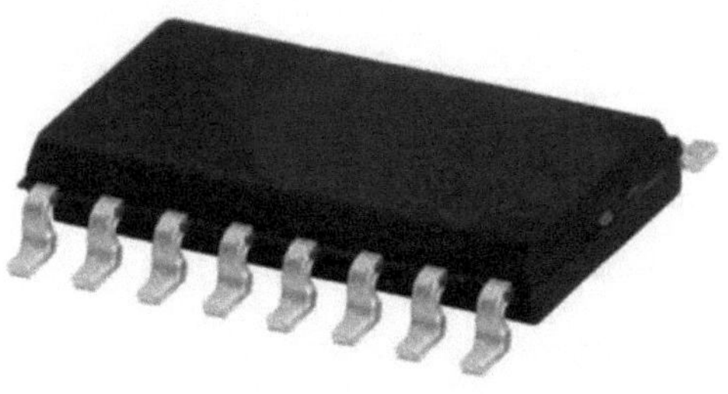

Fig 4.6 IC SMD PCF8574T

Características do IC PCF8574

- Interface de barramento I^2C de 100kHz (barramento I^2C de modo padrão)
- Pinos de E/S remota de 8 bits que são predefinidos para entradas no arranque
- As saídas bloqueadas accionam diretamente os LEDs
- Capacidade total de dissipação do pacote de 80mA
- Saída de interrupção de dreno aberto ativo baixo
- Oito endereços de escravos programáveis utilizando três pinos de endereço

4.7 Transístor

O transístor apresentado na Fig. 4.7 é um dispositivo semicondutor que pode ser utilizado para amplificar, controlar e gerar sinais eléctricos. Os transístores são os componentes activos dos circuitos integrados. Profundamente incorporados em quase tudo o que é eletrónico, os transístores tornaram-se as células nervosas da Era da Informação. Existem normalmente três condutores eléctricos num transístor, designados por emissor, coletor e base. Um sinal elétrico aplicado à base (ou porta) influencia a capacidade do material semicondutor para conduzir corrente eléctrica, que flui entre o emissor (ou fonte) e o coletor (ou dreno) na maioria das aplicações.

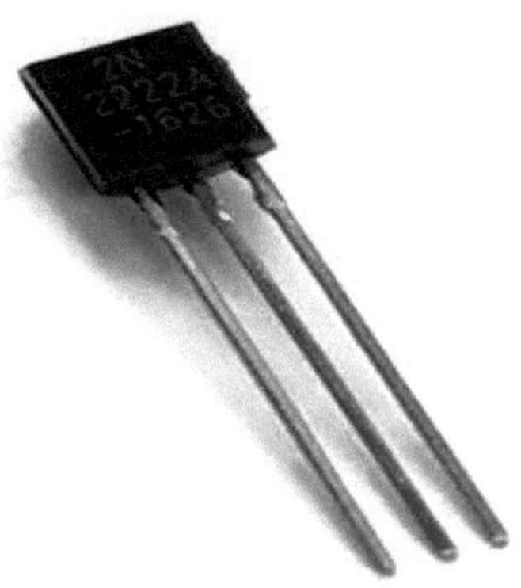

Fig 4.7 Transistor

As primeiras aplicações comerciais dos transístores foram em aparelhos auditivos e rádios de "bolso" durante a década de 1950. Com o seu pequeno tamanho e baixo consumo de energia, os transístores eram substitutos desejáveis dos tubos de vácuo então utilizados para amplificar sinais eléctricos fracos e produzir sons audíveis. Os transístores começaram também a substituir as válvulas de vácuo nos circuitos osciladores utilizados para gerar sinais de rádio. As aplicações de baixa frequência e alta potência, como os inversores de alimentação que convertem corrente alternada (CA) em corrente contínua (CC), também foram transistorizadas. Alguns transístores de potência podem agora suportar correntes de centenas de amperes a potenciais eléctricos superiores a mil volts.

4.8 Adaptador de interface série I2C

Um adaptador de interface série I2C (Inter-Integrated Circuit) é um componente valioso em eletrónica e sistemas integrados, facilitando a comunicação entre dispositivos que utilizam o protocolo I2C. Funciona como um intermediário que permite que microcontroladores, sensores, ecrãs e outros periféricos troquem dados sem problemas através de um bus série de dois fios. O adaptador inclui normalmente características como mudança de nível de tensão, resistências pull-up e opções de endereçamento, garantindo compatibilidade e fiabilidade nas comunicações I2C entre diferentes dispositivos. Com o adaptador I2C, os programadores podem simplificar a ligação e o controlo de vários dispositivos compatíveis com I2C num sistema, reduzindo a complexidade da cablagem e melhorando a eficiência global do sistema. Além disso, os adaptadores I2C são fornecidos em vários formatos, incluindo módulos, placas de circuitos integrados e circuitos integrados, o que os torna versáteis e adequados para uma vasta gama de aplicações em eletrónica, robótica, IoT (Internet das coisas) e muito mais. I2C mostrado em 4.8 é a forma abreviada de Inter-IC. E é um tipo de BUS. Foi concebido pela Philips Semiconductors. O I2C é um barramento de série síncrono, multi-slave, multi-mestre, comutado por pacotes, de extremidade única, ou seja, podem ser ligados vários chips ao mesmo barramento. O I2C utiliza apenas duas linhas bidireccionais de coletor aberto ou de dreno aberto, a linha de dados em série (SDA) e a linha de relógio em série (SCL), puxadas para cima com resistências. As tensões típicas utilizadas são +5 V ou +3,3 V, embora sejam permitidos sistemas com outras tensões

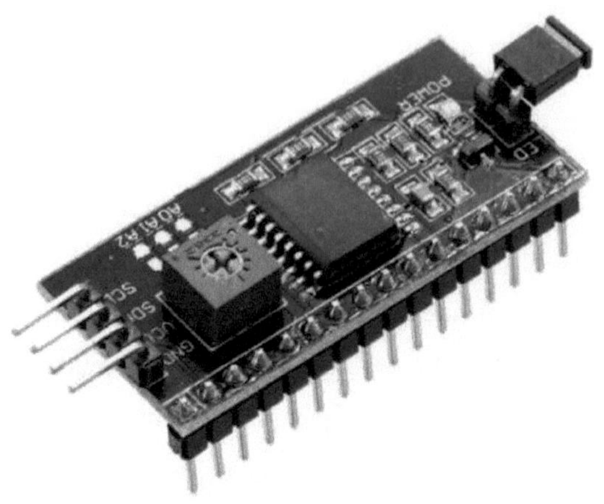

Fig 4.8. Adaptador de interface série I2C

Também é conhecido como Módulo I2C. Tem um total de 20 pinos macho. 16 pinos estão virados para a parte traseira e 4 pinos estão virados para a parte frontal. Os 16 pinos para ligação ao LCD 16x2 e os 2 pinos dos 4 pinos são SDA e SCL. SDA é o pino de dados em série e SCL é o pino do relógio. Os restantes 2 pinos são para alimentação (V_{cc} e terra). Existe um POT no módulo I2C. Podemos controlar o contraste do ecrã LCD rodando este POT. E há um jumper fixo no módulo. Quando removemos o jumper, a luz de fundo do ecrã LCD desliga-se.

Ecrã LCD 4.9

Um LCD (Liquid Crystal Display) é um tipo de ecrã plano que utiliza cristais líquidos para produzir imagens. É constituído por camadas de vidro ou plástico com uma camada de cristais líquidos colada entre elas. Os ecrãs LCD são amplamente utilizados em dispositivos electrónicos, como televisores, monitores, computadores portáteis, smartphones e equipamento industrial, devido ao seu tamanho compacto, baixo consumo de energia e resultados visuais de alta qualidade. O funcionamento de um ecrã LCD envolve a aplicação de correntes eléctricas ao material de cristais líquidos, o que altera o alinhamento dos cristais e controla a passagem da luz através dos pixels do ecrã. Esta manipulação da luz cria imagens e texto no ecrã. Os ecrãs LCD oferecem vantagens como a qualidade de imagem nítida, ângulos de visualização amplos e a capacidade de apresentar conteúdos em várias cores. Também estão disponíveis em diferentes tipos, incluindo ecrãs TN (Twisted Nematic), IPS (In-Plane Switching) e OLED (Organic Light-Emitting Diode), cada um com características e aplicações únicas. De um modo geral, os ecrãs LCD desempenham um papel crucial na tecnologia moderna, fornecendo resultados visuais para uma vasta gama de dispositivos e sistemas electrónicos. O LCD (ecrã de cristais líquidos) apresentado na Fig. 4.9 é um tipo de ecrã plano que utiliza cristais líquidos na sua forma primária de funcionamento. Os LED têm uma grande e variada gama de utilizações para os consumidores e as empresas, uma vez que podem ser normalmente encontrados em smartphones, televisores, monitores de computador e painéis de instrumentos.

Os LCD representaram um grande salto em termos da tecnologia que substituíram, que incluía os ecrãs de díodos emissores de luz (LED) e de gás-plasma. Os LCDs permitiram que os ecrãs fossem muito mais finos do que a tecnologia de tubo de raios catódicos (CRT). Os ecrãs LCD consomem muito menos energia do que os ecrãs LED e os ecrãs de plasma gasoso porque funcionam com base no princípio de bloquear a luz em vez de a emitir.

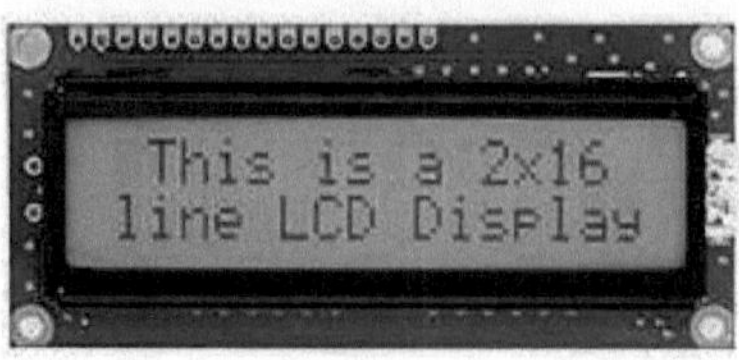

Fig 4.9 Ecrã LCD

Um ecrã é composto por milhões de pixéis. A qualidade de um ecrã refere-se normalmente ao número de pixéis. Um pixel é composto por três subpixéis: vermelho, azul e verde, vulgarmente designados por RGB. Quando os subpixéis de um pixel mudam de combinação de cores, é possível produzir uma cor diferente. Com todos os pixels de um ecrã a trabalhar em conjunto, este pode produzir milhões de cores diferentes. Quando os pixels são ligados e desligados rapidamente, é criada uma imagem.

Um filtro de vidro polarizador é colocado à frente e atrás de todos os pixéis, sendo o filtro frontal colocado a 90 graus. Entre os dois filtros encontram-se os cristais líquidos, que podem ser ligados e desligados eletronicamente.

4.10 Esquema de circuitos

O diagrama de simulação desenvolvido com o software Proteus, representado na Fig.4.10, fornece uma visão detalhada das ligações e dos componentes envolvidos no circuito de medição não invasiva da glucose no sangue. No centro do circuito estão um LED IR e um fotodíodo, que emitem e recebem, respetivamente, raios infravermelhos para a deteção da glicose. O sinal de saída do fotodíodo é então passado através de um circuito amplificador para aumentar a sua tensão utilizando um amplificador operacional LM324, juntamente com condensadores e resistências para o condicionamento do sinal.

Após a amplificação, o sinal é submetido a uma filtragem num circuito de filtragem constituído por condensadores e resistências configurados em paralelo para formar um filtro RC. Este processo de filtragem refina o sinal, reduzindo o ruído e as interferências para medições mais exactas. O sinal filtrado passa então para outra fase de amplificação para aumentar ainda mais a sua força e clareza.

O sinal analógico processado é depois introduzido num conversor analógico-digital (ADC) para o converter num formato digital adequado ao processamento pelo microcontrolador Arduino UNO. O IDE Arduino é utilizado para desenvolver o código que instrui o Arduino UNO sobre como interpretar e analisar o sinal digital. Uma vez finalizado o código, este é convertido num ficheiro HEX e carregado no Arduino UNO MCU para execução.

Ao receber o sinal digital e ao executar o código, o Arduino UNO calcula o nível de glicose no sangue com base nos dados processados e apresenta o nível de glicose medido como saída no ecrã LCD ligado. Este sistema integrado mostra o fluxo contínuo de processamento de dados e conversão de sinais de analógico para digital, fornecendo aos utilizadores capacidades de monitorização da glicose precisas e em tempo real.

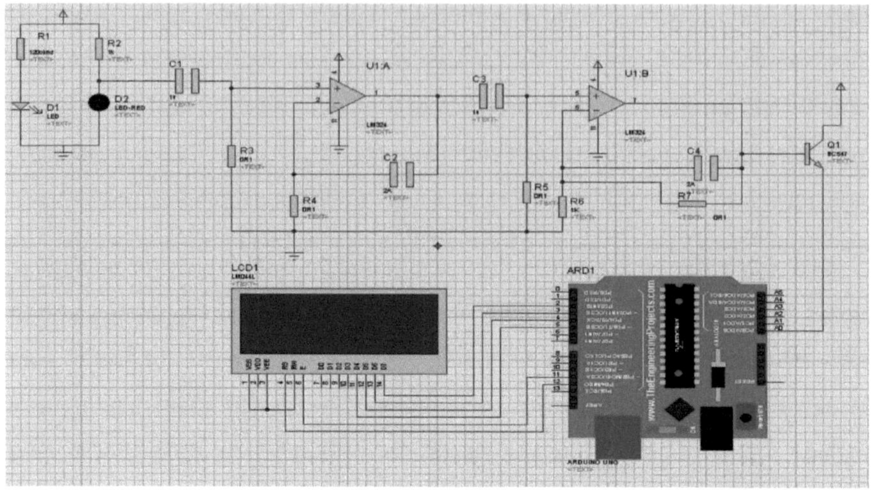

Fig 4.9 Diagrama de circuito (proteus)

5. Implementação de hardware

O sistema proposto de dispositivo não invasivo de monitorização da glucose no sangue é implementado como modelo de hardware e mostrado na Fig. 5. Esta configuração consiste no Arduino, um microcontrolador ligado ao circuito do sensor e ao ecrã LCD. O circuito do sensor é constituído por um LED IR e um fototransístor. Quando o dedo é colocado entre estes componentes, a luz do LED IR é absorvida pelas moléculas de glucose presentes na corrente sanguínea. A luz reflectida tem uma intensidade variável em relação à intensidade da luz transmitida. Assim, a luz com intensidade variável ao atingir o fototransístor produzirá a corrente de base. Esta leitura da corrente é enviada para o Arduino UNO e a leitura da glucose é apresentada no LCD ligado. Este modelo pode ser implementado num pequeno dispositivo para ser portátil e de fácil utilização em tempo real.

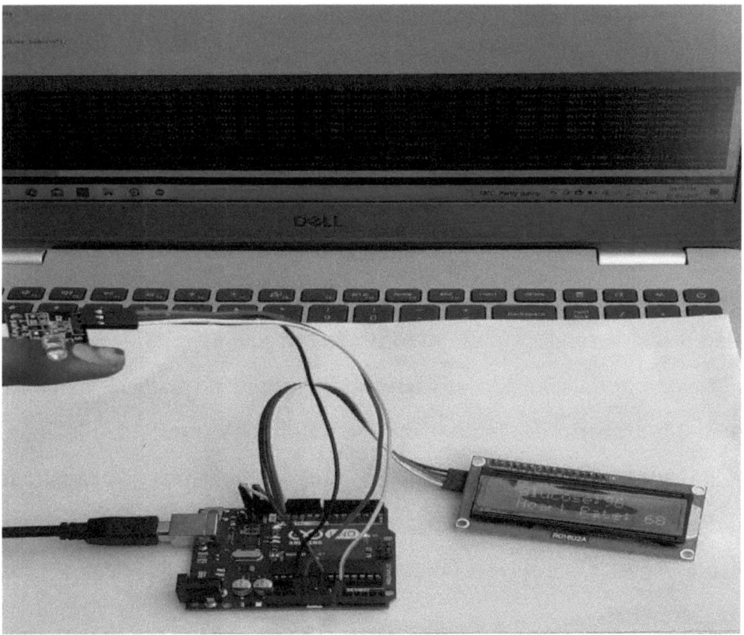

Fig. 5. Implementação de hardware

6. Resultados e discussão

A implementação do dispositivo não invasivo de monitorização da glucose no sangue utilizando o Arduino, um LED IR, um fototransístor e um ecrã LCD produziu resultados promissores em termos de funcionalidade e de potencial para a monitorização da glucose em tempo real. A configuração do hardware, como mostra a Figura 5, demonstrou efetivamente o princípio da deteção da concentração de glicose com base na absorção e reflexão da luz.

Os resultados obtidos a partir do modelo de hardware indicaram que, quando o dedo era colocado entre o LED IR e o fototransistor no circuito do sensor, o trajeto da luz do LED IR era parcialmente absorvido pelas moléculas de glicose presentes no sangue. Esta absorção provocava uma variação da intensidade da luz reflectida recebida pelo fototransistor em relação à intensidade transmitida. Consequentemente, o fototransístor gerava uma corrente de base proporcional à variação da intensidade da luz, que era depois lida pelo microcontrolador Arduino UNO.

O Arduino UNO processou as leituras da corrente de base e converteu-as em valores de concentração de glucose. Estes valores foram depois apresentados em tempo real no ecrã LCD ligado, fornecendo aos utilizadores um feedback imediato sobre os seus níveis de glicose no sangue.

A discussão destes resultados gira em torno da eficácia e viabilidade do sistema proposto de monitorização não invasiva da glucose no sangue. Um aspeto fundamental é a exatidão das leituras da glicose obtidas através de medições da absorção da luz. Embora o modelo de hardware tenha demonstrado a funcionalidade básica, seria necessária uma maior calibração e validação para garantir leituras precisas e fiáveis do nível de glicose, comparáveis aos métodos invasivos tradicionais.

Além disso, a portabilidade e a facilidade de utilização do dispositivo foram destacadas como vantagens, tornando-o adequado para a monitorização da glucose em tempo real em vários contextos, incluindo a utilização em casa e em instalações de cuidados de saúde. No entanto, considerações como o consumo de energia, a calibração do sensor e a conceção da interface do utilizador requerem atenção para melhorar o desempenho geral do dispositivo e a experiência do utilizador.

Em conclusão, o modelo de hardware implementado do dispositivo não invasivo de monitorização da glucose no sangue demonstrou o potencial da integração da eletrónica baseada em Arduino com sensores ópticos para a deteção da glucose. Um maior refinamento, estudos de validação e feedback dos utilizadores serão cruciais para otimizar o sistema para uma aplicação prática e generalizada na gestão da diabetes.

A leitura do sensor é visualizada através do plotter de série a partir da porta ligada ao Arduino UNO. O resultado obtido a partir do sensor ky-039 está representado na Fig. 6.1 abaixo. O gráfico tem muitas flutuações devido às leituras contínuas e ao ruído indesejado da fonte de luz externa de 50 Hz. Para ultrapassar este problema, são efectuadas as leituras das três últimas medições e é encontrada a média para tornar as medições adequadas.

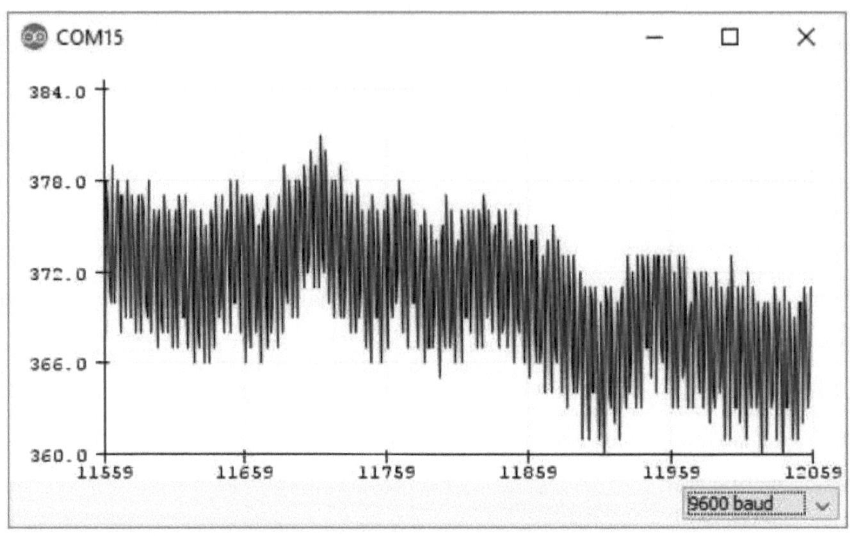

Fig 6.1 Leituras de glucose efectuadas pelo sensor Ky-039

O sensor produz apenas valores analógicos de 0 a 1023, indicando a quantidade de luz infravermelha que o sensor de luz recebe ou, na realidade, a quantidade de sombra que algo está a sombrear o sensor de luz. Quanto maior for o valor, menor é a luz infravermelha. A figura abaixo da Fig. 6.2 mostra a saída apropriada produzida após a média das três medições anteriores. As leituras são obtidas a partir do monitor de série e a saída pode ser visualizada através do ecrã LCD ligado ao Arduino UNO. O LCD apresenta a medição da glucose e também a frequência cardíaca em duas linhas.

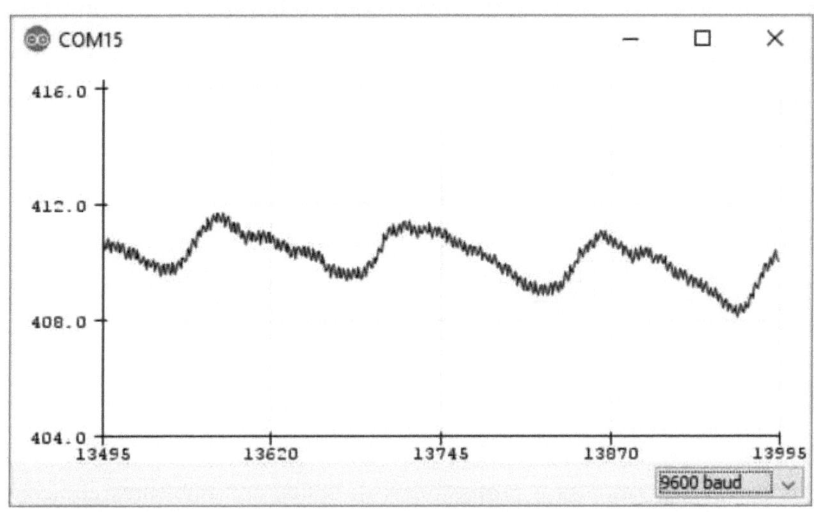

Fig 6.2 Leituras de glucose depois de encontrar a média

A Fig. 6.3 mostra o nível normal de glicose das pessoas em função das suas idades e respectivos intervalos

	<6 years	Age 6-12	Age 13-19	20+ years
Fasting	80-180	80-180	70-150	Less than 100
Before meal	100-180	90-180	90-130	70-130
1-2 hrs after meal	~180	Up to 140	Uo to 140	Less than 180
beadtime	110-200	100-180	90-150	100-140

Fig 6.3 Nível de açúcar no sangue

Para além da sua simplicidade e portabilidade, o dispositivo não invasivo de medição da glucose no sangue concebido representa um avanço significativo no tratamento da diabetes. A utilização da espetroscopia de infravermelhos permite que o dispositivo detecte com precisão os níveis de glicose sem o desconforto e o incómodo associados aos métodos invasivos tradicionais. Ao concentrar-se no comprimento de onda de 940 nm, que é altamente absorvido pelas moléculas de glucose, o dispositivo atinge um elevado grau de sensibilidade e especificidade nas medições de glucose.

Além disso, o tamanho compacto e a interface de fácil utilização do dispositivo tornam-no acessível a uma vasta gama de utilizadores, incluindo indivíduos que gerem a diabetes em casa e profissionais de saúde em ambientes clínicos. A capacidade de monitorização em tempo real do dispositivo fornece feedback imediato aos utilizadores, permitindo uma gestão proactiva dos níveis de glicemia e ajustes atempados aos planos de tratamento.

A incorporação da tecnologia baseada na espetroscopia de infravermelhos na monitorização não invasiva da glicemia abre possibilidades para sistemas de monitorização contínua da glicose (CGM) que são menos intrusivos e mais confortáveis para os utilizadores. Isto pode levar a uma melhor adesão aos protocolos de monitorização e a um melhor controlo glicémico global entre os indivíduos com diabetes.

Olhando para o futuro, a investigação e o desenvolvimento em curso neste domínio visam melhorar ainda mais a precisão, a fiabilidade e a facilidade de utilização do dispositivo. As colaborações com prestadores de cuidados de saúde, investigadores e partes interessadas da indústria são essenciais para validar o desempenho do dispositivo em cenários reais e garantir a conformidade regulamentar para uma adoção mais ampla no mercado. Globalmente, o dispositivo não invasivo de medição da glucose no sangue concebido representa um passo promissor no sentido de uma gestão personalizada e eficaz da diabetes.

7. Conclusão e trabalho futuro

Neste documento, apresentamos um conjunto melhorado de técnicas não invasivas para a medição da glicose com base no infravermelho e este método é importante, uma vez que permite aos doentes uma monitorização contínua e confortável dos níveis de glicose no sangue. É feita uma breve descrição da técnica ótica de infravermelhos próximos baseada na medição não invasiva da glucose no sangue. Observa-se uma boa correlação entre as medições do glucómetro e as medições do sistema concebido. Os resultados obtidos mostram também a viabilidade da utilização da técnica de medição não invasiva da glucose no sangue baseada no infravermelho.

m conjunto aperfeiçoado de técnicas não invasivas para medir os níveis de glucose com base na luz infravermelha (IV). Estas técnicas são de extrema importância, uma vez que permitem aos doentes monitorizar de forma confortável e contínua os seus níveis de glucose no sangue, o que é crucial para uma gestão eficaz da diabetes. Apresentamos uma descrição detalhada de uma técnica ótica de infravermelhos próximos para a medição não invasiva da glucose no sangue, demonstrando a sua viabilidade e precisão através de uma análise de correlação com medições obtidas com glucómetros tradicionais. Os resultados indicam uma forte correlação, validando a eficácia do método não invasivo baseado no infravermelho. O trabalho futuro centrar-se-á no aperfeiçoamento e otimização da conceção do sensor, nos algoritmos de processamento do sinal e na integração com dispositivos portáteis para monitorização em tempo real. Além disso, serão efectuados ensaios clínicos em grande escala e estudos longitudinais para validar a aplicabilidade da técnica em diversas populações de doentes. Além disso, serão envidados esforços no sentido da conformidade regulamentar e da adesão às normas para uma eventual comercialização e adoção generalizada deste sistema não invasivo de medição da glucose no sangue baseado em IR, abrindo caminho para a melhoria dos cuidados com a diabetes.

O desempenho do sistema pode ser aumentado através do desenvolvimento de métodos de calibração adequados no cálculo e também através da utilização de sensores altamente sensíveis.

Embora estas metodologias possam ter resultados promissores em termos de conforto dos doentes, continuam a não ter a precisão necessária. Para obter uma melhor compreensão dos dados de medição recolhidos, muitos desses métodos de medição utilizam técnicas de ML e NN para obter uma melhor precisão.

Os custos e os benefícios comprovados são provavelmente os que precisam de ser tornados mais acessíveis e demonstrados em mais investigação. As tendências futuras incluem a utilização de novas técnicas sofisticadas, como a utilização de algoritmos de inteligência artificial ou a deteção de outros parâmetros psicofisiológicos. As nanotecnologias são também uma técnica promissora, embora sejam normalmente tratadas como técnicas minimamente invasivas.

Para trabalhos futuros, a utilização de diferentes comprimentos de onda para eliminar o impacto de outras substâncias no sangue, a utilização de receptores mais sensíveis, transmissores com maior comprimento de onda, a pesagem do resultado de diferentes transmissores e a verificação do efeito da largura de pulso são algumas propostas para melhorar os resultados.

Para além dos avanços técnicos, o trabalho futuro envolve também a resolução dos desafios da usabilidade e da adoção pelos utilizadores. Isto inclui a melhoria da ergonomia do design do dispositivo, garantindo que é confortável, portátil e fácil de utilizar por indivíduos de diferentes idades e capacidades. Definições personalizáveis e mecanismos de feedback personalizados podem aumentar ainda mais o envolvimento e a motivação do utilizador para a monitorização regular da glicose.

Além disso, a exploração de técnicas avançadas de análise de dados e de aprendizagem automática pode revelar conhecimentos mais profundos a partir dos dados de glicose recolhidos, como a análise de tendências, a modelação preditiva e a deteção de anomalias. Isto pode permitir intervenções proactivas e recomendações personalizadas para otimizar as estratégias de gestão da diabetes.

As colaborações com profissionais de saúde, investigadores e parceiros da indústria são essenciais para tirar partido da experiência no domínio, aceder a conjuntos de dados clínicos e integrar o dispositivo nos sistemas de saúde existentes sem problemas. As considerações éticas, a privacidade dos dados e os protocolos de segurança também devem ser prioritários para garantir a confidencialidade dos doentes e a conformidade com as normas regulamentares.

Em última análise, a evolução do dispositivo não invasivo de monitorização da glicemia envolve uma abordagem multidisciplinar, combinando inovação técnica, princípios de conceção centrados no utilizador, validação clínica e conformidade regulamentar. Ao abordar estes aspectos de forma abrangente, o dispositivo pode concretizar o seu potencial como ferramenta transformadora no tratamento da diabetes, permitindo que os indivíduos tenham uma vida mais saudável e informada.

Referências

[1] Associação Americana de Diabetes, "Diagnosis and classification of diabetes mellitus," Diabetes Care, vol. 37, Suplemento 1, 2014.

[2] Associação Americana de Diabetes, "Economic costs of diabetes in the U.S. in 2012," Diabetes Care, vol. 36, no. 4, pp. 1033- 1046, 2013.

[3] Associação Americana de Diabetes, "Economic costs of diabetes in the U.S. in

2017," Diabetes Care, vol. 41, no. 5, pp. 917- 928, 2018.

[4] M. A. Ariza, V. G. Vimalananda, and J. L. Rosenzweig, "The economic consequences of diabetes and cardiovascular disease in the United States," Reviews in Endocrine and Metabolic Disorders, vol. 11, no. 1, pp. 1-10, 2010.

[5] N. A. B. A. Salam, W. H. b. Mohd Saad, Z. B. Manap e F. Salehuddin, "The evolution of non-invasive blood glucose monitoring system for personal application," Journal of Telecommunication, Electronic and Computer Engineering, vol. 8, no. 1, pp. 59-65, 2016.

[6] A. Ciudin, C. Hernandez, and R. Simo, "Non-invasive methods of glucose measurement: current status and future perspectives," Current Diabetes Reviews, vol. 8, no. 1, pp. 48-54, 2012.

[7] A. Caduff, E. Hirt, Y. Feldman, Z. Ali, e L. Heinemann, "First human experiments with a novel non-invasive, nonoptical continuous glucose monitoring system," Biosensors and Bioelectronics, vol. 19, no. 3, pp. 209-217, 2003.

[8] N. Oliver, C. Toumazou, A. Cass, e D. Johnston, "Glucose sensors: a review of current and emerging technology," Diabetic Medicine, vol. 26, no. 3, pp. 197-210, 2009.

[9] J. Kim, A. S. Campbell, e J. Wang, "Wearable non-invasive epidermal glucose sensors: a review," Talanta, vol. 177, pp. 163-170, 2018.

[10] G. L. Cote, "Noninvasive and minimally-invasive optical monitoring technologies," The Journal of Nutrition, vol. 131, no. 5, pp. 1596S-1604S, 2001.

[11] R. Weiss, Y. Yegorchikov, A. Shusterman, and I. Raz, "Noninvasive continuous glucose monitoring using photoacoustic technology-results from the first 62 subjects," Diabetes Technology & Therapeutics, vol. 9, no. 1, pp. 68-74, 2007.

[12] E. Monte-Moreno, "Estimativa não invasiva da glicemia e da tensão arterial a partir de um fotopletismógrafo através de técnicas de aprendizagem automática", Artificial Intelligence in Medicine, vol. 53, n.º 2, pp. 127-138, 2011.

[13] T. Lin, Y. Mayzel e K. Bahartan, "The accuracy of a noninvasive glucose monitoring device does not depend on clinical characteristics of people with type

2 diabetes mellitus," Journal of Drug Assessment, vol. 7, no. 1, pp. 1-7, 2018.

[14] V. Turgul e I. Kale, "Extração de permissividade de soluções de glucose através de redes neurais artificiais e deteção não invasiva de glucose por micro-ondas," Sensors and Actuators A: Physical, vol. 277, pp. 65-72, 2018.

[15] S. Malik, R. Khadgawat, S. Anand, e S. Gupta, "Non-invasive detection of fasting blood glucose level via electrochemical measurement of saliva," SpringerPlus, vol. 5, no. 1, p. 701, 2016.

[16] Y. Reddy, K. Chandrasekaran, M. Karim, A. Alphones, M. Siyal, e A.

Liu, "Machine learning approach for noninvasive detection of blood glucose concentration using microwave," in 2018 International Conference on Advances in Computing and Communication Engineering (ICACCE), pp. 89-91, Paris, França, junho de 2018.

[17] JyotiYadav, Asha Rani, Viajnder Singh, MoahnMurari,

"Comparative Study of Different Measurement Sites using NIR Based Noninvasive Glucose Measurement system", Procedia Computer Science, Elsevier, Vol. 70, pp. 469 - 475, 2015.

[18] JyotiYadav, Asha Rani, Vijender Singh "Near-Infrared LED based Noninvasive Blood Glucose Sensor", Conferência Internacional sobre Processamento de Sinais e Redes Integradas (SPIN), IEEE, pp. 591-594, fevereiro de 2014.

[19] S. K. Vashist, "Non-invasive Glucose Monitoring Technology in Diabetes

Gestão: A Review", Anal. Chim. Ata, vol. 750, pp. 1627, 2012.

[20] V. Ashok, A. Nirmalkumar e N. Jeyashanthi: "A Novel Method for Blood

Glucose Measurement by Noninvasive Technique Using Laser", Academia Mundial de Ciência, Engenharia e Tecnologia, 2011.

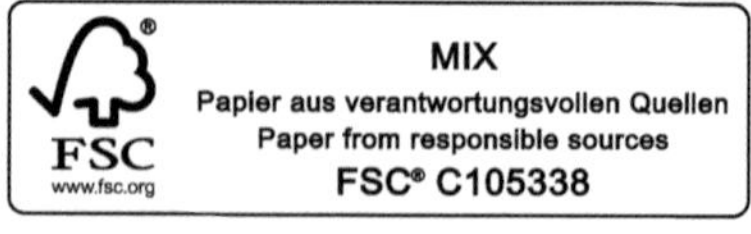

Printed by Books on Demand GmbH, Norderstedt / Germany